AF502827

DR A. BELUGOU

Lauréat de l'Académie de Médecine (prix Capuron) ;
de la Société de Médecine (méd. d'or) ;
des eaux minérales ; etc.

Membre des Sociétés d'hydrologie de Paris,
de Madrid, d'Odessa ;

Chevalier de la Légion d'honneur,
Officier de l'Instruction publique.

TRAITEMENT PRÉVENTIF
DES MALADIES NERVEUSES
PAR LES EAUX DE LAMALOU

PARIS

SOCIÉTÉ D'ÉDITIONS SCIENTIFIQUES

4, RUE ANTOINE-DUBOIS, 4

1902

DU MÊME AUTEUR

Rapports du pouls et de la température dans les maladies aiguës, grand in-8° de 220 pages. Paris, 1874. (*Mémoire récompensé par la Société de Médecine de Paris*, médaille d'or).

Etudes sur les paraplégies rhumatismales. Paris, 1878.

Les eaux minérales, l'hydrothérapie et les bains de mer pendant la grossesse. (*Mémoire couronné par l'Académie*, Prix Capuron, 1879.

Le traitement de l'ataxie locomotrice à Lamalou. Paris, 1879.

Notes sur le traitememt des maladies de la moelle. Paris, 1881.

Traitement thermal des névralgies. Paris, Baillière et fils, 1882.

Traitement thermal des névroses. Paris, Baillière et fils, 1884.

Les causes de l'ataxie locomotrice. Paris, *Progrès médical*, 1886.

Des effets de la cure de Lamalou sur les symptômes initiaux du tabes. Paris, Asselin, 1890.

Traitement thermal des maladies du système nerveux. — Exposé des indications et des contre-indications relatives à Lamalou. (*Archives générales d'Hydrologie*, 1893, IV, 57.)

Lamalou et les maladies du système nerveux. Montpellier, Hamelin, 1894.

Un chapitre de thérapeutique du tabes : Traitement mécanique de l'ataxie. Paris, Asselin et Houzeau, 1896.

Tabes et eaux minérales. — Etude comparée de thérapeutique thermale. Paris. *Société d'Editions scientifiques*, 1897.

TRAITEMENT PRÉVENTIF

DES

MALADIES NERVEUSES

PAR LES

EAUX DE LAMALOU

Par le Dʳ A. BELUGOU

Peut-on traiter préventivement les maladies qui sont sous la dépendance plus ou moins directe d'un état constitutionnel héréditaire ?

Oui. On le peut, et on le doit.

Les maladies héréditaires, même à l'état inappréciable, et pour ainsi dire latent, n'en sont pas moins effectives et réelles. Comment ne seraient-elles pas susceptibles de modifications plus profondes et plus complètes, à cette période préparatoire de leur évolution, que plus tard, lorsqu'elles ont déjà provoqué des altérations organiques et qu'elles s'expriment par des symptômes évidents ?

Et à la transformation de ces tares héréditaires, quelle médication pourra plus victorieusement concourir que la médication hydrothermale ?

L'action des eaux minérales, dirigée dans le sens où l'expérience a prouvé leur spécialisation, donnera plus de résistance aux tissus menacés et accroîtra l'activité de leur nutrition. En augmentant les défenses de l'organisme, elle neutralisera les effets de la déchéance familiale. Elle le libérera, pour ainsi dire, avant la lettre, des localisations lésionnelles en voie de préparation ou de formation.

L'étude de l'action prophylactive, — on pourrait plus justement dire de l'action corrective, — des cures hydrominérales sur les états constitutionnels héréditaires, est donc de première importance, et on ne saurait trop féliciter le Congrès International d'hydrologie de 1902 de l'avoir inscrite au premier rang de ses travaux.

·Les maladies du système nerveux sont particulièrement sujettes à la transmission héréditaire. Névroses, psychoses, lésions centrales ou ·périphériques, toutes ces affections sont presque toujours la manifestation plus ou moins directe, plus ou moins aggravée, de l'héritage des générations antérieures. Il est exceptionnel que le médecin ne trouve pas de nerveux chez les ascendants des nerveux. Il est non moins exceptionnel qu'un névropathe ne transmette pas à sa descendance une prédisposition spéciale aux névropathies.

Qui n'a observé que le mariage entre neurasthéniques élève en quelque sorte le taux de l'élément nerveux chez les enfants, produisant ainsi des formes de plus en plus graves de névroses ? Et ces mêmes névroses ne vont-elles pas en s'accentuant d'une génération à l'autre, surtout si l'hérédité est convergente ? C'est pourquoi l'influence prépondérante du terrain dans la genèse et le développement des affections nerveuses a été affirmée par les médecins de toutes les époques, et n'a guère trouvé de contradicteurs que de nos jours. Cette prépondérance, il faut l'admettre pour toutes les maladies du système nerveux, sans excepter celles qui dépendent d'une lésion connue, étant bien entendu que ce n'est pas la lésion qui se transmet, mais la tare qui « actionne » cette lésion. Le tabès lui-même, en dépit de la théorie actuellement en pleine faveur, est presque toujours préparé par des prédispositions spéciales, héréditaires ou acquises, le plus souvent à la fois héréditaires et acquises.

Une pareille assertion, en ce moment, paraîtra osée à beaucoup de nos confrères. Nous espérons la prouver cependant au cours de ce travail, en nous basant sur l'expérience qu'a pu nous donner plus d'un quart de siècle de pratique médicale dans un milieu bien favorisé pour l'observation clinique du tabès : la station thermale de Lamalou.

*
* *

En ce qui concerne les névroses proprement dites, l'influence héréditaire n'a pas besoin de longue démonstration. Elle est à peu près universellement admise.

Dans l'hystérie par exemple, l'hérédité est placée par tous les auteurs en tête de l'étiologie, et surtout l'hérédité similaire. J'ai maintes fois, pour ma part, observé des hystériques dont les mères avaient été atteintes d'hystérie, et qui ont donné naissance à des filles hystériques. J'en retrouve un exemple dans mes notes qui mérite d'être transcrit tout au long, car il constitue aussi une preuve convaincante de l'efficacité de la cure thermale préventive.

En mai 1896, madame L..., que j'avais soignée avec succès en 1882 pour une paraplégie hystérique survenue à la suite d'un accident de voiture pendant son voyage de noces, m'amena sa jeune fille, âgée de près de douze ans. Elle avait constaté que son enfant souffrait de troubles nerveux semblables à ceux qu'elle-même avait présentés au même âge. Ces troubles consistaient en serrement de gorge, en étouffements subits, en terreurs nocturnes, en crises de vomissements sans motif plausible, en céphalée fréquente, phénomènes qui disparaissaient sans laisser de traces, mais que les souvenirs personnels de la mère lui firent considérer comme des prodromes avant-coureurs des troubles paralytiques qu'elle avait supportés.

Madame L..., me consultant en même temps pour elle-même, me demanda le moyen de combattre une sensation fort pénible d'hyperesthésie douloureuse siégeant au niveau du rachis. Je fus ainsi amené à consulter mes cahiers d'observations, et j'y trouvais, à son nom, les commémoratifs suivants, que je reproduis textuellement : « Convulsions dans l'enfance. Stigmates hystériques dès la puberté, céphalalgie, terreurs nocturnes, crises de hoquet. Père présentant, paraît-il, un tremblement des doigts dans les mouvements volontaires. Mère sujette, encore actuellement, à des crises hystériques ». Cela fait bien trois générations. J'ai soumis simultanément madame et mademoiselle L... à une cure appropriée, par les bains tempérés de Lamalou. J'ai revu la jeune fille en 1900. C'est une belle personne de seize ans, parfaitement réglée, très convenablement équilibrée, et dont le caractère égal et l'application soutenue semblent définitivement éloigner toute menace de la névrose familiale.

Je pourrais citer des exemples analogues, relatifs à l'épilepsie et à la chorée, dont, j'espère, on ne contestera pas la transmission héréditaire. Pour la chorée tout au moins, l'action préventive du traitement balnéaire peut être mise à profit avec de grandes chances de succès, et un médecin prudent devra toujours y recourir.

D'autres états, où la prophylaxie thermale est encore plus utile, sont moins faciles à cataloguer. Il est notamment d'observation courante que, dans une même famille, pendant deux ou trois générations successives, les parents présentent seulement des troubles insignifiants en apparence : migraine, névralgies, spasme, tandis que plus tard leurs descendants sont frappés des symptômes plus graves, et même de maladies redoutables des centres nerveux. Il semble que les causes prédisposantes se soient progressivement accumulées jusqu'à l'éclosion d'un état réellement morbide. Qui osera nier les heureux effets qui pourront alors résulter d'un traitement préventif thermal, modifiant, avant leur germination, les phénomènes précurseurs, ou pour mieux dire préparateurs de la maladie à venir ?

*
* *

Le problème est plus épineux et sa solution plus controversée quand on veut l'appliquer aux affections systématisées des centres nerveux et notamment à l'ataxie locomotrice.

L'hérédité, le terrain névropathique, jouent-ils, dans la genèse de cette affection, un rôle assez capital pour expliquer et justifier la cure préventive ? Question à laquelle il est essentiel de répondre, avant tout. Le tabès confirmé, établi, est difficilement atteint. S'il existe, avant son évolution, une chance d'en neutraliser le germe, d'en prévenir le développement, cette chance doit-être soigneusement et précieusement favorisée. Jamais discussion étiologique n'a offert plus d'intérêt pratique, et l'opportunité de cette étude s'y rattache étroitement.

Si c'est la syphilis qui joue le rôle principal, et, à plus forte raison, le rôle unique dans la genèse du tabès, si l'infection syphilitique est la cause exclusive de tout tabès et de tous les tabès, quel autre traitement préventif peut-on concevoir, sinon celui de la syphilis elle-même ?

Or, cette affirmation de l'origine spécifique du tabès est devenue aujourd'hui la thèse classique, j'allais dire le dogme, préconisée par les maîtres syphiligraphes les plus éminents et adoptée sans réserve par la presque unanimité des disciples : tant est puissante, en médecine aussi, la suggestion d'une interprétation nouvelle ! Heureusement, l'opinion des neurologistes est moins absolue : elle admet encore, pour la réalisation du tabès, la superposition, la collaboration de plusieurs causes, parmi lesquelles, au premier rang, l'hérédité. (Charcot, Joffroy, Grasset, etc.).

Pour moi, fort d'une longue et patiente observation, j'affirme que le « terrain » est l'élément primordial du tabès. Sur ce terrain prédisposé, en état de réceptivité spéciale, il ne faut qu'une cause occasionnelle pour provoquer, déterminer, la germination du mal, et cette cause est presque toujours une infection syphilitique, grippale, typhique, rhumatismale, pneumococcique, et tant d'autres. La moelle épinière est le *locus minoris résistentiæ*, mal défendu, de par l'hérédité, contre les microbes envahisseurs ou leurs toxines. Qu'un individu, issu d'une famille de santé normale, contracte la syphilis, soit atteint de la grippe, infecté de paludisme, de pneumococcie, ou se livre à tous les excès, il aura tout simplement les conséquences ordinaires et habituelles de la syphilis, de la grippe, du paludisme, de la pneumococcie ou des excès. Un autre individu, s'il descend au contraire, de parents à prédispositions morbides médullaires, subira cette même imprégnation syphilitique, cette atteinte grippale, cette cachexie paludéenne, cette infection par les pneumocoques, ou, enfin, ce surmenage fonctionnel, d'une manière spéciale dépendant de sa constitution héréditaire. Chacun de ces éléments provocateurs sera, suivant l'expression de Lasègue, l'étincelle tombée sur une plaque d'amadou et qui en provoque la combustion.

Un terrain névropathique, particulièrement favorable à la germination des agents infectieux, voilà la formule étiologique du tabès.

Incontestablement, de ces déterminations infectieuses, la syphilis est la plus fréquente. Mais n'est-elle pas aussi la plus répandue à l'âge habituel où l'on devient tabétique et dans les milieux où règne l'hérédité névropathique ? Là, les *avariés* sont légion.

Sans doute aussi l'infection spécifique est-elle particulièrement funeste aux éléments nerveux, plus spécialement toxique, si l'on veut, pour l'appareil médullaire dégénéré. Mais à cette fréquence, à cette sélection, se borne sa prédominance étiologique.

Non, la syphilis n'a pas le monopole de la détermination tabétique.

Non, sans une prédisposition spéciale, elle ne produit pas le tabès.

Car pourquoi rend-elle ataxiques les uns et pas les autres ?

Pourquoi le nombre des ataxiques est-il si faible relativement au nombre des syphilitiques ?

Pourquoi certaines races, dépourvues de tare nerveuse, sont-elles indemnes du tabès, quand la syphilis y est largement répandue ?

Pourquoi la fréquence du tabès croit-elle proportionnellement aux vicissitudes des familles, au surmenage des classes, aux troubles politiques des nations, aux désordres sociaux ?

Pourquoi enfin le traitement spécifique, victorieux des manifestations syphilitiques les plus profondes, demeure-t-il ici constamment impuissant ?

* *

La syphilis est certainement la plus étudiée de toutes les infections à évolution lente. Les symptômes qui répondent aux phases successives de son développement sont exactement connus.

Quand la notion d'une maladie existe à ce degré, l'investigation du médecin prend une forme scientifique. C'est par une véritable déduction dépendant de la forme, de l'évolution, des signes caractéristiques, des effets du traitement, qu'une affection peut être déclarée syphilitique.

Est-ce ainsi qu'on a procédé pour le tabès ? Nullement. C'est parce qu'on a vu fréquemment que des ataxiques avaient été syphilitiques, qu'on a déclaré d'abord que l'ataxie pouvait être syphilitique, puis qu'elle était souvent syphilitique, enfin qu'elle ne pouvait être que syphilitique. Pas d'autre argument.

Jamais le *post hoc, ergo propter hoc* ne s'est aussi insolemment affirmé.

Remarquez que je ne conteste ni la valeur, ni l'authenticité des statistiques qui donnent une si grande prédominance à la coexistence de la syphilis et du tabès, quoique les chiffres soient bien différents suivant qu'ils émanent d'un neurologiste ou d'un syphiligraphe : les malades s'adressant à ceux-ci non seulement parce que tabétiques, mais surtout parce qu'anciens syphilitiques. Mon expérience personnelle confirme à la fois la fréquence de l'infection spécifique chez les prédisposés de la famille neuro-pathologique, et son importance dans la provocation du tabès chez les héréditaires. Mais pour accoler systématiquement à la maladie de Duchenne la qualification de sy-

philitique ou de para-syphilitique, il faudrait, en stricte
logique, que l'observation médicale ne pût témoigner
d'un seul cas authentique de tabès sans syphilis antérieure.
Or, les plus absolus « syphiligènes », ceux qui présentent
les pourcentages les plus élevés, sont encore loin de cette
unanimité. Il suffit, au contraire, de démontrer indiscuta-
blement l'absence de toute syphilis chez un seul tabétique
pour réfuter l'opinion exclusive qui fait de l'infection syphilitique la cause nécessaire du tabès, et du tabès, en
quelque sorte, une simple modalité du tertiarisme spécifique.

Des cas de ce genre existent, aussi nombreux qu'incon-
testables.

Parmi les plus nets et les plus récents celui de Minor (1),
ceux de Morton-Prince (2), celui de Raugier (3), ceux de
Guttmann (4), de Kende (5), de Nonne (6), tous remarqua-
bles à la fois par l'absence irrécusable d'accidents syphilitiques, et par la constatation d'un état de dégénérescence nerveuse constitutionnelle ou d'une hérédité névropathique accentuée.

Dans un travail déjà ancien (7), j'ai rapporté moi-même
des exemples analogues (8).

Je peux y joindre des faits, particulièrement démonstra-
tifs, de mon expérience personnelle : celui, entre autres,
d'un médecin des plus experts, ancien interne des hôpi-

(1) MINOR. — Contrib. à l'étude de l'étiologie du tabès. *Archiv. de
Neurol.*, 1889.

(2) MORTON-PRINCE. — *The Journal of. ner. and. ment., dis.*, 1889, XIV.

(3) RAUGIER. — Traité des maladies, du syst. nerveux, 4ᵉ éd., 1889,
p. 497, en note.

(4) GUTTMANN. — *Zeit. f. Klin. med.*, XXXV, 1899.

(5) KENDE. — *Zeit. f. Klin. med.*, 1899.

(6) NONNE. — *Berlin. Klin. Woch.*, n° 15, 1899.

(7) BELUGOU. — *Progrès médical*, 1885, 149, 171.

(8) L'éminent Prof. Fournier lui-même, dans une récente clinique,
s'est exprimé ainsi : « Dirais-je que la syphilis est cause unique du
tabès ? Non... Pourquoi la syphilis aurait-elle le monopole de cette
localisation particulière ? N'importe quelle maladie infectieuse, le
rhumatisme par exemple, peut produire le tabès »... *Journal de mé-
cine interne*, 1 déc. 1901, p. 1034.

taux, dont j'ai dirigé la cure à Lamalou, et qui, sans avoir jamais pu constater chez lui la moindre atteinte syphilitique, et sans que l'héridité syphilitique ait pu être incriminée, a présenté et présente encore les symptômes classiques du tabès, dont le diagnostic a été vérifié par le Pr Joffroy et ses collègues les plus éminents.

Un cas, plus irréfutable encore, vient d'être récemment soumis à mon observation.

Le comte X..., de souche nerveuse, est actuellement un tabétique très net, en voie d'incoordination. Les symptômes initiaux du tabès : douleurs fulgurantes, parésie vésicale, constriction en ceinture, absence de réflexes rotuliens, signe de Romberg, ont été constatés déjà chez ce malade, *deux ans avant l'accident primitif* : chancre de la lèvre inférieure, observé et suivi dès le début par des spécialistes expérimentés. Le traitement spécifique, suivi avec la plus extrême rigueur, a supprimé toutes les manifestations syphilitiques, mais n'a rien modifié à son tabès.

Est-ce assez net ? Est-ce assez probant ?

*
* *

Peut-être trouvera-t-on que j'ai mis beaucoup d'insistance à discuter ce point contesté d'étiologie ; mais il s'en faut que cette discussion soit un hors-d'œuvre dans l'étude que j'ai entreprise.

Elle en est véritablement le nœud. La thérapeutique prophylactive ou corrective de l'ataxie locomotrice en dépend toute entière.

Si, comme je l'ai déjà dit, on admet que la syphilis domine et monopolise la genèse du tabès, la prophylaxie de celui-ci reste absolument subordonnée à la prophylaxie de celle-là.

Mais si le but préventif est d'atteindre l'hérédité neuro-pathologique, ou même le terrain névropathique personnel, de les modifier, de les corriger, quel admirable secours que celui de la médecine thermale, quel puissant moyen de transformation, de rénovation et de sauvegarde !

Ces effets si bienfaisants, une longue pratique thermale me permet de les affirmer.

Au point de vue de la thérapeutique préventive, Lamalou représente un champ d'expérience aussi parfait que possible, avec sa clientèle de baigneurs fidèles, « d'abonnés », qui y reviennent deux fois par an pendant de longues années consécutives. Cette fréquence et cette continuité de rapports entre médecin et malade permet de suivre les nerveux, et les tabétiques en particulier, aussi méthodiquement et aussi régulièrement que pouvait le faire autrefois le médecin de famille, aujourd'hui disparu ou à peu près, et qui assistait successivement à la formation des tempéraments, au développement des maladies familiales, à l'évolution des états chroniques. Spectateur attentif des périodes préparatoires, mis en éveil par la connaissance de l'hérédité, il pouvait prévoir les affections menaçantes et les combattre dès leur invasion, et avant même leurs manifestations effectives.

Comme eux, je soigne maintenant ceux dont j'ai déjà soigné les parents, et parfois, comme on l'a déjà vu, je dirige simultanément la cure de deux générations successives. Ainsi j'ai pu me rendre compte de l'importance, trop méconnue, du traitement hydrominéral dans la prévention des maladies du système nerveux.

*
* *

Qu'on le sache bien, la peur de l'hérédité est le grand tourment des parents névropathes et surtout des tabétiques. Cette appréhension est entretenue par le sentiment de leur propre déchéance et le souvenir de celle des ascendants. Ces malades, presque tous d'une intellectualité supérieure et d'une observation aiguisée, malgré tout ce qu'on a pu leur dire et leur répéter sur la cause syphilitique de leur affection, malgré la préoccupation morale que cette incrimination étiologique leur apporte, ont, par-dessus tout, la perception d'être les victimes de leurs générateurs, et la terreur d'être à leur tour « les revenants » de leur descendance.

Les spécialistes célèbres, les consultants en renom, ne peuvent pénétrer ce tourment intime, eux qui ne voient les malades que pendant le temps strictement nécessaire pour établir avec compétence un diagnostic et indiquer un traitement. Mais le médecin qui peut les suivre tous les jours pendant de nombreuses saisons, qui devient à la longue le confident de leurs espérances et de leurs craintes, celui-là n'ignore pas ces interrogations obsédantes : Que dois-je craindre pour mes enfants ? Comment faut-il les préserver ?

Et c'est ainsi qu'il est appelé à surveiller, à diriger l'évolution organique de jeunes gens, fils ou petit-fils de ceux dont il a déjà combattu la tare pathologique. Et c'est ainsi que moi-même j'ai dû soigner à Lamalou, par des cures thermales, des enfants et des adolescents dont la prédisposition aux affections médullaires, du fait de leur hérédité, n'était pas contestable ; c'est ainsi, enfin, que j'ai pu constater, à de nombreuses reprises, les succès préventifs les plus sûrs et les plus convaincants.

La preuve peut en être fournie par de nombreuses observations. Quel exemple probant, entre autres, que celui de la famille D !.. Elle est, on peut dire, saturée d'hérédité médullaire. L'arrière-grand-père a été « paralysé des deux jambes » : diagnostic imprécis, mais médullarisme certain. Il a eu deux fils : tous deux sont devenus ataxiques. Je les ai soignés tous deux. Le plus jeune, célibataire, alors âgé de 40 ans, avait eu la syphilis à 22 ans. L'autre, marié, a toujours nié tout contage syphilitique, et n'en a jamais présenté de stigmates. Mais c'était un surmené de l'industrie, un de ces créateurs à système nerveux constamment surchauffé. Marié à une névropathe, qui a fin. par la démence, il n'a eu qu'une fille. Celle-ci, femme d'une intelligence supérieure, mariée à 25 ans, a eu deux enfants coup sur coup à 15 mois d'intervalle, et a été *atteinte d'infection puerpérale* à ses deuxièmes couches. Presque aussitôt après ses relevailles, elle ressent les premiers signes du tabès, qu'elle ne reconnaît que trop par expérience familiale. Elle consulte Charcot qui formule : tabès préataxique et l'adresse à Lamalou, où je n'ai pas de peine à confirmer le diagnostic du Maître.

Ici, avant d'aller plus loin, je signale l'intérêt de cette observation au point de vue de l'étiologie.

Hiérarchisons les causes qui s'accusent dans cette genèse. En haut, une cause principale, imprimant son influence sur tous les descendants de cette même race : l'hérédité, le médullarisme familial. On la voit, en quelque sorte, préparer de génération en génération le terrain nécessaire à l'éclosion du germe morbide. Mais ce germe lui-même, différents éléments l'ont apporté : la syphilis, le surmenage, l'infection puerpérale. Et comme on perçoit bien que chacune de ces causes provocatrices, productives si on veut, du tabès, serait sans effet, au moins au point de vue de la systématisation médullaire, si l'hérédité pathologique n'avait préalablement mis l'organe ou les organes qui sont le siège du tabès, en état de réceptivité particulière, en état de résistance amoindrie !

Toutes ces déductions, l'intelligente sollicitude de la mère les a devinées. Elle a vu, à Lamalou, l'évolution de son mal arrêtée. Elle a acquis, par sa cure, plus de résistance nerveuse. Et comme elle connaît également la généalogie névropathique de sa famille, dès qu'elle aperçoit chez ses fils les stigmates nerveux qui avaient affligé sa propre enfance, elle n'hésite pas à aller demander au moyen puissant qui avait lutté contre l'évolution progressive de son mal, un secours contre les signes précurseurs qu'elle a découverts chez sa descendance.

L'expérience lui a donné pleinement raison.

C'est dès l'âge de cinq ans et six ans et demi que ces enfants ont été soumis à la cure de Lamalou, qu'ils ont suivie pendant plus de dix saisons consécutives. Ils présen-

taient effectivement, au début, tous les signes de la dégénérescence nerveuse. En plus, l'un d'eux avait des douleurs violentes, en crises fulgurantes, des membres supé-
rieurs, et avait souffert de zona à deux reprises ; l'autre
était atteint de photophobie, d'insomnie, de crampes. Tous
deux avaient eu des convulsions dans la première enfance.
Sous l'influence du traitement balnéaire ainsi prolongé,
leur transformation a été progressive, et j'ose ajouter :
étonnante. Aujourd'hui ces jeunes gens sont superbes, et
le médecin le plus prévenu n'hésiterait pas à les classer
parmi les mieux équilibrés et les plus résistants.

Cette simple observation n'est-elle pas le plaidoyer le
plus persuasif, à la fois en faveur de l'action prédominante
de l'hérédité dans la genèse du tabès, et en faveur de l'efficacité des cures thermales préventives ?

L'histoire suivante n'est pas moins nette.

Au printemps 1880, M. L. M., atteint de tabès dont
les premiers signes remontent à deux ans environ, est
adressé à Lamalou après avoir subi des traitements spéci-
fiques répétés et intensifs, et avoir suivi une cure mixte à
Uriage et à Aix-la-Chapelle. Effectivement, il a eu la
syphilis, et l'accident primitif remonte à huit ans. Cette
syphilis a été constamment soignée dès le début. D'autre
part, son grand-père et un de ses oncles ont été atteints de
symptômes médullaires que les commémoratifs permettent
d'attribuer à la maladie de Duchenne, sans qu'il soit possible de savoir si ces deux ascendants ont été syphilitiques ou non. Le père était un neurasthénique renforcé,
avec un système nerveux encore exaspéré par la fièvre des
affaires.

Lui-même s'est livré dès sa jeunesse aux excès de tout
genre. Il s'est marié, il y a cinq ans, à une femme d'hérédité nerveuse également très accentuée (paralysie générale
et paralysie agitante chez les ascendants), et qui est sujette
à des crises d'hystérie.

De ce mariage sont nés deux enfants ; une fillette à ce
moment âgée de quatre ans, et un fils de deux ans. La pre-

mière manifeste déjà des tics ; le second a manqué mourir de convulsions.

De 1880 à 1886, M.· L. M. a effectué deux fois par an des cures thermales régulières, qui ont eu sur son état le plus favorable effet : à tel point que les douleurs ont diminué, que les crises gastriques, auxquelles il était sujet, ont disparu, et que les troubles viscéraux parétiques, antérieurement assez accusés, se sont sensiblement amendés.

En 1886, j'ai été appelé à examiner ses enfants. La jeune fille, alors âgée de dix ans, présente seulement, comme tare nerveuse, une sensibilité précoce, avec crises de larmes, et des tics assez prononcés : plissement du front, rongement des ongles, grincement des dents. Le jeune garçon manifeste son hérédité par des symptômes plus graves. Il a de l'incontinence d'urine. Il souffre de céphalgies opiniâtres. Il se plaint de fourmillements dans les membres. Les jambes sont plus faibles que celles des autres enfants de son âge, sans qu'on puisse constater d'atrophie. Il présente enfin les signes de la dégénérescence neuro-pathologique.

Les parents, très préoccupés de cette disposition évidente me demandent eux-mêmes de soumettre les enfants au traitement qui a si bien réussi au père. J'y consens volontiers. Pendant cinq années consécutives, jusqu'en 1891, ces jeunes gens ont été soumis à une cure thermale annuelle appropriée à leur âge. La transformation s'est effectuée progressivement, pour ainsi dire sous mes yeux, et sous les yeux émerveillés des habitués de cette période de la saison.

La fille est aujourd'hui mariée. C'est une jeune femme à aspect délicat et à impressionnabilité encore un peu vive ; mais elle ne présente aucun signe de névrose ou de maladie nerveuse. Son frère fait son service militaire sans incident d'aucune sorte. Il a passé régulièrement ses examens, et ne rappelle, en aucune façon, le souvenir du petit garçon dégénéré, déjà marqué de l'empreinte névropathique, qui me fut amené autrefois.

Voilà, certes, un terrain exceptionnellement préparé par l'hérédité pour la germination d'une affection grave des centres nerveux. La cure de Lamalou, patiemment poursuivie, en a corrigé les dispositions innées. Elle a abouti, en fin de compte, à l'éradication du germe morbide familial.

*
* *

De pareils exemples ne permettent pas de mettre en doute l'action prophylactive des eaux minérales, en l'espèce, de Lamalou, chez les descendants des tabétiques, comme chez tous les prédisposés qui semblent fatalement voués aux maladies des centres nerveux.

Les déductions et les documents qui précèdent concernent particulièrement le tabès ; mais on peut en faire une application non moins utile et non moins exacte aux prédestinés de la paralysie générale, de la sclérose en plaques, des névropathies trophiques, toutes maladies où la transmission paternelle ou avunculaire est fréquente et menaçante.

Je ne crains pas de l'affirmer : le médecin chargé de la santé des jeunes gens à tare héréditaire névropathique ou médullaire fait œuvre utile, dès qu'il reconnaît chez eux les premiers signes de désordres nerveux, ou même seulement des tendances particulières aux manifestations de cet ordre, en conseillant énergiquement l'usage des eaux minérales, soit comme moyen préventif s'il s'agit de simples menaces, soit comme moyen correctif, si déjà la dégénérescence nerveuse apparaît suffisamment.

Pour moi, je n'hésite plus. Et fréquemment ainsi, je deviens le directeur thermal de deux générations de malades ; le malade effectif et le malade en prévention, qui suivent simultanément la cure. Ils reviennent plusieurs fois ; car, comme je l'ai exposé, le traitement de Lamalou procède par saisons répétées. Le malade effectif est souvent amélioré ; d'autres fois son état reste stationnaire ; d'autres fois aussi, malgré toute la puissance d'une médication éprouvée, l'évolution du mal continue. Mais le prédisposé, je l'ai toujours vu gagner en forces, en équilibre, en résistance nerveuse. Les signes précurseurs disparaissent, les manifestations naissantes s'effacent. Ce résultat, je ne l'ai pas constaté seulement une fois, exceptionnellement, mais dix fois, mais cent fois peut être, pendant une pratique médicale déjà prolongée.

Comment pourrait-il en être autrement ?

La connaissance de l'action thermale dans les affections chroniques en voie de développement, ne nous fait-elle pas augurer déjà des rénovations organiques qu'il doit être possible d'obtenir par ce même moyen, graduel et profond, contre leurs dispositions naissantes ou encore simplement en germe ?

Quel aveuglement de n'opposer d'aussi puissants modificateurs qu'aux maladies déjà accomplies, alors qu'elles sont, pour la plupart, devenues incurables !

*
* *

Concluons.

La balnéothérapie préventive est une ressource importante pour la prophylaxie des maladies du système nerveux.

Ce puissant moyen de sauvegarde et de protection est loin de jouir de la vogue qu'il mérite, soit par méconnaissance de ses effets, soit par scepticisme thérapeutique : une façon de snobisme professionnel, contre lequel doivent énergiquement protester la compétence et la conviction des médecins consciencieux.

A ce point de vue, le programme si bien choisi par le congrès d'hydrologie peut avoir la plus utile influence.

Je suis heureux d'apporter à cette tentative mon effort personnel et les résultats sincères de mon expérience.

Clermont (Oise). — Imp. Daix frères.

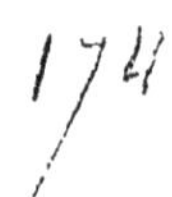

www.ingramcontent.com/pod-product-compliance
Ingram Content Group UK Ltd.
Pitfield, Milton Keynes, MK11 3LW, UK
UKHW021000230726
13924UKWH00009B/151